儿童身体认知奥秘漫画书

活力满满的心脏与大脑

智慧鸟 编绘

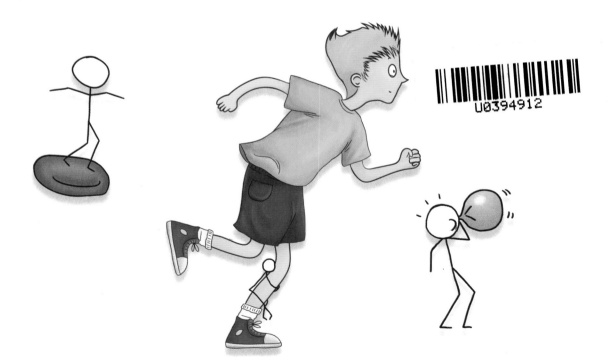

U0394912

北方妇女儿童出版社
·长春·

目录

第一章 跳动的心脏

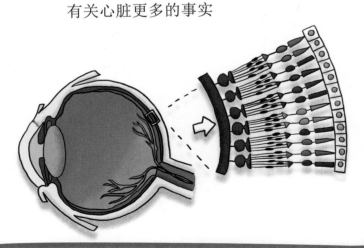

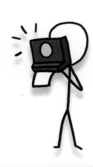

第二章 才华横溢的大脑

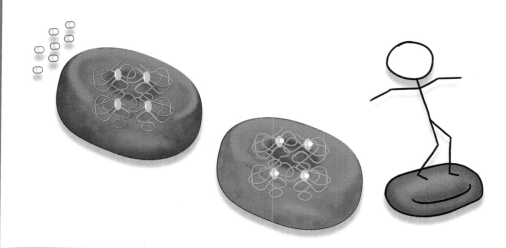

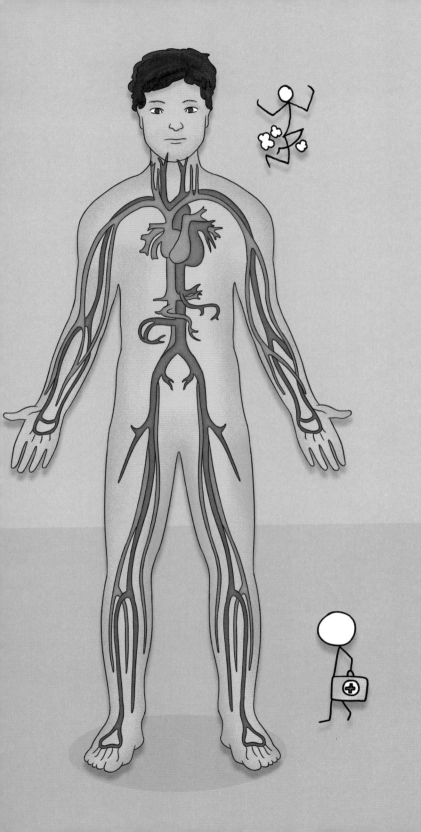

跳动的心脏

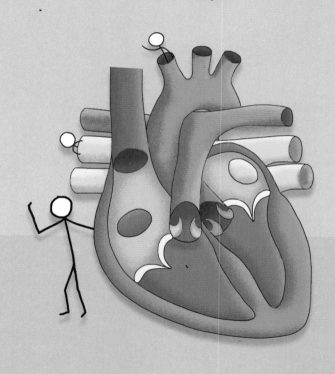

你有一颗跳动着的心脏

身体中的每个细胞由血液和血细胞供给它们氧气。没有氧气，大脑中的细胞在几分钟内就会死亡。为了保持这种重要的供应不间断，你的身体有两种相互交织的系统。科学家们把它们称作呼吸系统和心血管系统。

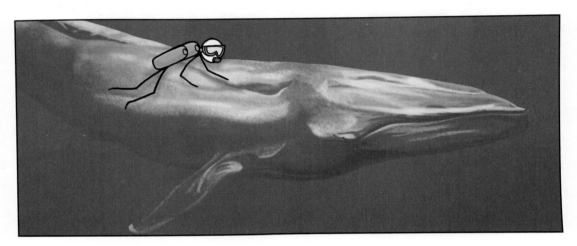

世界上最大的心脏

蓝鲸的心脏是世界上最大的，它的大小相当于游乐园中的碰碰车，重达 200 千克左右。如果你是个身材瘦小的人，甚至可以挤入蓝鲸心脏的主动脉和心室里。然而，除了它的形状比较大之外，蓝鲸心脏的功能和构造与人的心脏差不多。

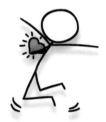

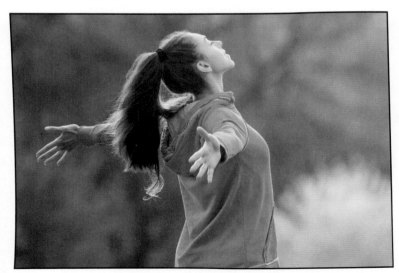

呼吸空气

普通人每天约吸入 500 升氧气。因此，从全世界范围来看，人们每天要吸入近 4 万亿升氧气，约合 40 亿立方米。同时，人们每天要呼出 3 万亿升的二氧化碳。

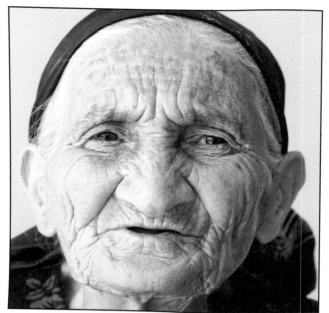

虚弱的心脏

与心脏相关的疾病(心血管疾病)目前是世界范围内人们死亡的最主要原因之一。它的发病率增长迅猛。在1990年,有超过1200万人死于心脏病。到了2012年,这一数字超过了1700万人。它的发病人数如此之多,可能是因为有越来越多的人活到了心脏病成为其发病风险的年龄。

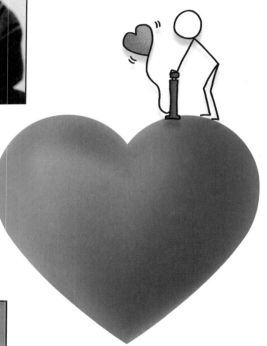

充满爱意的心脏

自古以来,心形符号就一直与爱之间存在关联。我们经常在喜欢的互联网贴子后面加个心形符号代表高度赞同之意。然而,心形符号一点儿也不像心脏的形状,后者更像个软而湿的袋子,这并不是什么特别的形状。学者们认为心形符号是在中世纪晚期形成的。

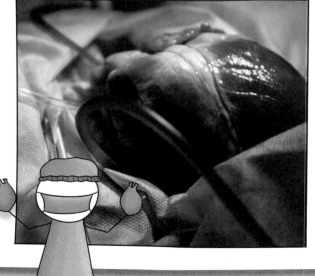

心脏有记忆力吗

记忆既能被储存在心脏里,也能被储存在大脑里吗?人们在过去是这样认为的。他们相信心脏细胞也有些记忆力。虽然证据薄弱,但一些接受心脏移植手术后的病人对某些食物的奇怪口味偏好与捐赠者相同。

呼吸

每隔几秒钟，你的肺就会从周围空气中提取大量氧气，这种能力是非常惊人的。肺里含有广阔的呼吸道网络，它们能让你吸入的氧气进入血液，这样氧气就能被携带到全身各个部位。

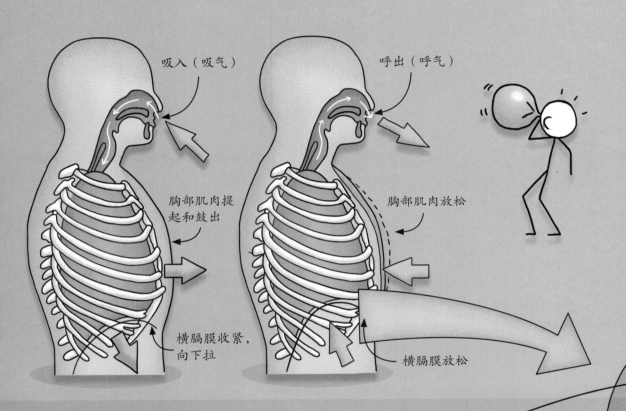

吸入（吸气）

呼出（呼气）

胸部肌肉提起和鼓出

胸部肌肉放松

横膈膜收紧，向下拉

横膈膜放松

呼吸

呼吸始自于横膈膜，这是肺下方的一块肌肉，就像是一片圆屋顶。当你吸气的时候，横膈膜收紧，下方变平，为肺腾出更多的空间。与此同时，肋骨之间的肌肉（被称为肋间肌）将胸部向外、向上拉动。当你呼气的时候，发生了与上述相反的过程。

气袋

肺是胸里一对又软又湿的袋子，充满了细小的分支气道。当你吸气时，空气经由鼻子或嘴吸入，奔向脖颈儿里的气管。气管位于胸部深处，它分叉为两条支气管，各通向一个肺。在肺里，支气管分为数百万个更小的气管（称为细支气管）。

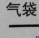

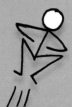

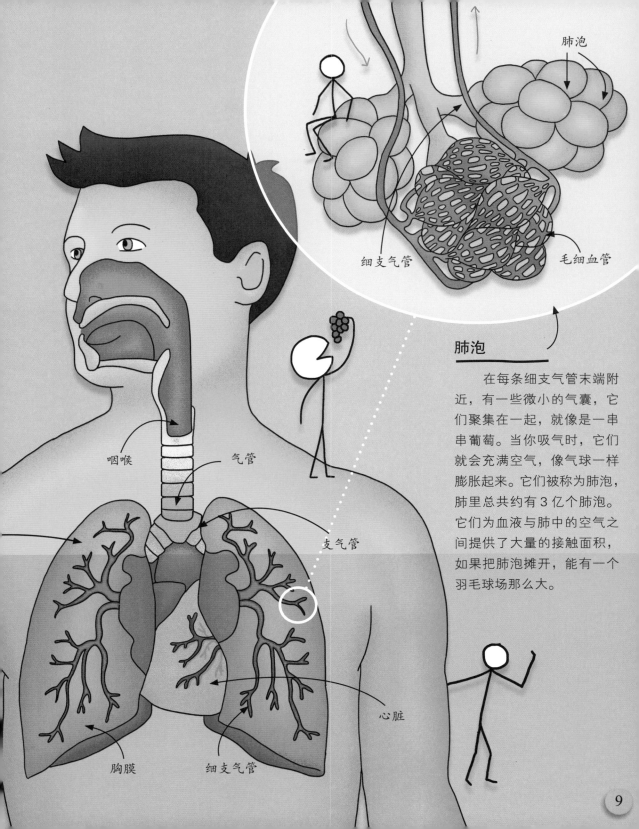

肺泡

细支气管

毛细血管

咽喉

气管

支气管

心脏

胸膜

细支气管

肺泡

在每条细支气管末端附近，有一些微小的气囊，它们聚集在一起，就像是一串串葡萄。当你吸气时，它们就会充满空气，像气球一样膨胀起来。它们被称为肺泡，肺里总共约有 3 亿个肺泡。它们为血液与肺中的空气之间提供了大量的接触面积，如果把肺泡摊开，能有一个羽毛球场那么大。

血液循环

　　身体细胞需要氧气才能运转，血液循环的任务就是供应氧气。在心脏泵血之后，血液从肺中吸收新鲜的氧气，通过管状网络携带至身体各处，然后返回肺，吸收更多的氧气。与此同时，血液也把作为废物的二氧化碳携带至肺，呼出身体。

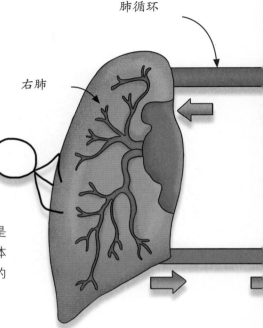

肺循环

右肺

两种循环

　　血液循环分为两个独立的网络（肺循环和体循环），然后在心脏中汇集在一起。肺循环与肺相关，肺循环只是一个短的网络，它将来自肺部的新鲜氧气输送给心脏。体循环在整个身体内进行。它将富含氧气的血液带出心脏的左侧，然后将这些血液输送到全身。

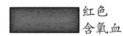 红色
含氧血

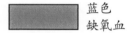 蓝色
缺氧血

氧气的摆渡船

　　氧气经由约 25 万亿个纽扣形状的红细胞携带至全身各个部位。红细胞中含有相互交织在一起的分子被称为血红蛋白。在装载了氧气之后，血红蛋白闪现出红色的光芒，这就是新鲜富含氧气的血液呈现出鲜红色的原因。

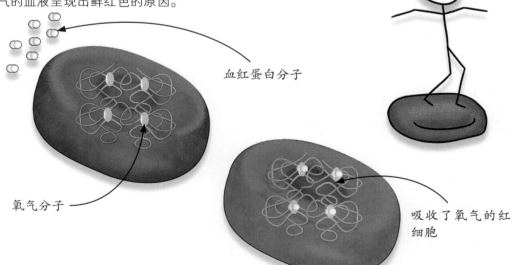

血红蛋白分子

氧气分子

吸收了氧气的红细胞

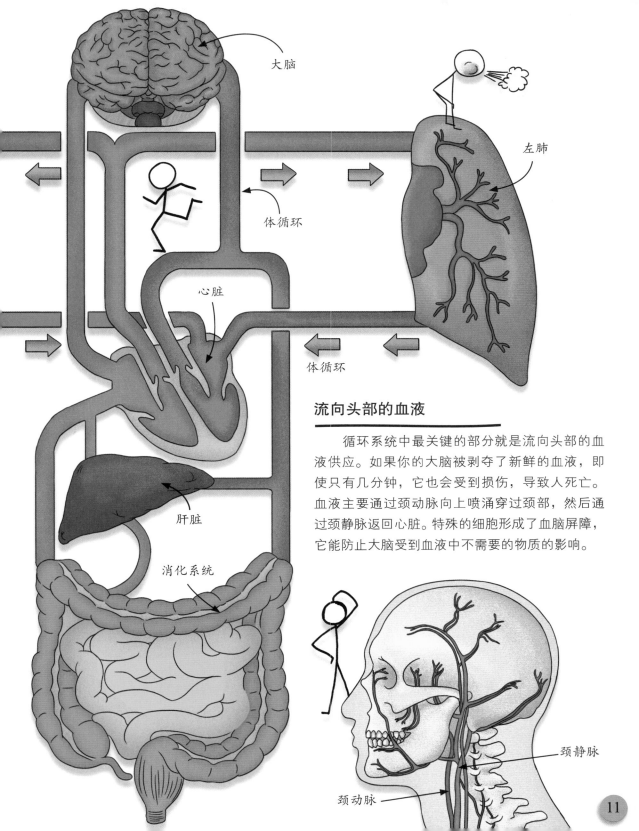

大脑

左肺

体循环

心脏

体循环

流向头部的血液

　　循环系统中最关键的部分就是流向头部的血液供应。如果你的大脑被剥夺了新鲜的血液，即使只有几分钟，它也会受到损伤，导致人死亡。血液主要通过颈动脉向上喷涌穿过颈部，然后通过颈静脉返回心脏。特殊的细胞形成了血脑屏障，它能防止大脑受到血液中不需要的物质的影响。

肝脏

消化系统

颈静脉

颈动脉

心跳

　　你的心脏是由纯肌肉构成的，它是一个非常惊人的小泵。在你生命的每一秒钟里，它都在挤出血液，把其推向全身各个部位。你之所以能拥有稳定的心跳，要归功于心肌这种特殊的肌肉，它有自己的收缩和放松节奏。

"双心脏"

　　你的心脏不只有一个泵，而是两个泵，它们并排在一起，并由肌肉壁隔开。左侧的泵更为强壮，它能驱动富含氧气的血液流至身体各处；右侧的泵将血液输送给肺并返回来。两个泵的下端各有一个心室，中间由一道单向的瓣膜隔开。心房位于心脏顶端，它是血液聚集的地方；心房下方的心室是主泵室。

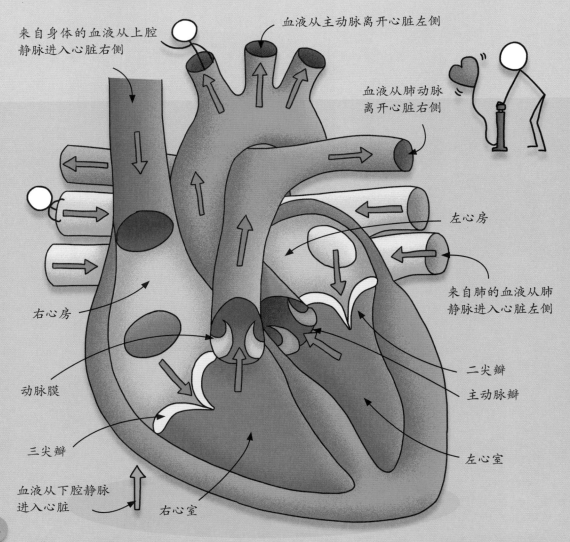

来自身体的血液从上腔静脉进入心脏右侧

血液从主动脉离开心脏左侧

血液从肺动脉离开心脏右侧

左心房

来自肺的血液从肺静脉进入心脏左侧

右心房

动脉膜

二尖瓣

主动脉瓣

三尖瓣

左心室

血液从下腔静脉进入心脏

右心室

心脏内的血液循环

　　每次心跳时，它都会遵循相同的顺序，这被称为心动周期。心动周期有两个阶段：收缩期和舒张期，它们呈波浪状扫过心脏。在收缩期，心房首先收缩，把血液推入心室，然后心室收缩，将血液通过动脉推出心脏。在舒张期，首先是心房放松，然后是心室放松，让它们再次填满血液。

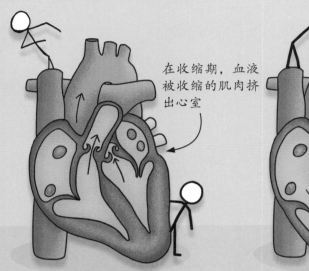

在收缩期，血液被收缩的肌肉挤出心室

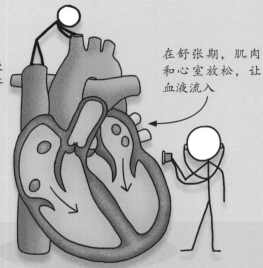

在舒张期，肌肉和心室放松，让血液流入

稳定的心跳

　　心电图通过记录每次心跳时发送出来的微弱电信号来监测心脏的运行状况。通常来说，正常人的心跳在每分钟 75 次左右。然而，当人们进行剧烈运动时，心跳次数会增倍。右侧的心电图显示出了每次心跳时有规律的尖峰分布状况。不规则的尖峰分布表明心脏有问题。

诊脉

　　当心脏瓣膜突然关闭时，它们就会发送出贯穿动脉的冲击波（脉冲）。医生用听诊器这种特殊的听力设备能够听到脉冲。如果你把两根手指轻柔地放在腕关节内侧（这里是桡动脉接近皮肤表面之处），就能感觉到脉搏。

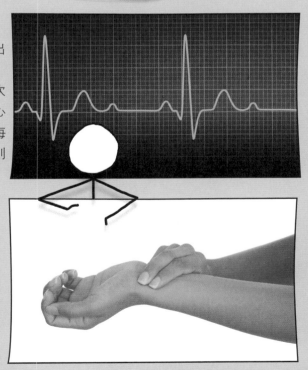

动脉和静脉

你的身体里交织分布着数百万根血管，有的血管像铅笔那样粗，有一些血管比头发还细。把富含氧气的血液从心脏中携带走的血管被称为动脉，把缺乏氧气的血液带回心脏的血管被称为静脉。

并行运行

人体内血管的分支网络就像是交织在一起的两条河流。在整个身体内，红色的动脉将血液从心脏带走，蓝色的静脉将血液再次带回心脏，两个分支网络并行运行。最大的血管是与心脏直接相连的，它们是升主动脉和降主动脉以及上腔静脉。

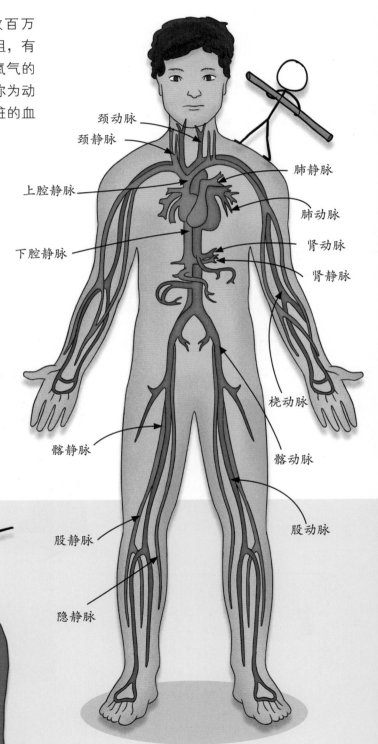

颈动脉
颈静脉
肺静脉
上腔静脉
肺动脉
肾动脉
下腔静脉
肾静脉
桡动脉
髂静脉
髂动脉
股动脉
股静脉
隐静脉

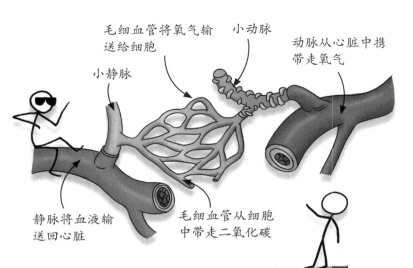

毛细血管将氧气输送给细胞

小动脉

小静脉

动脉从心脏中携带走氧气

静脉将血液输送回心脏

毛细血管从细胞中带走二氧化碳

活跃的管道

血管并不是简单的硬管道。它们所拥有的瓣膜和肌肉壁能够控制血液流动。当你感觉热时，血管就会变宽，让更多的血液接近皮肤表面以起到冷却作用，这就是你感觉热时，皮肤发红的原因。当你感觉冷时，血管就会变窄，以保持内部的血液温暖，这就是你感觉冷时，皮肤看上去发白，甚至呈现蓝色的原因。

分支管道

动脉分支为狭窄的小动脉，小动脉分支为更为狭窄的毛细血管；就在这里，血液将氧气释放给细胞。如果没有氧气，血液就会变成暗红色，被更多的毛细血管所吸收，回到较宽的小静脉，甚至是更宽的静脉之中，完成它回到心脏的旅程。

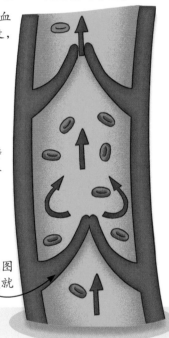

流入静脉的血通常要往上走，以克服重力

静脉中的瓣膜只朝一个方向打开

如果血液试图倒流，瓣膜就会关闭

承受压力

血管的肌肉壁通过收缩和放松来控制血液的压力。压力必须足够大，才能把富含氧气的血液推送到每个细胞；如果压力不是那么强大，就会胀满纤细的毛细血管。医生用一个血压计挤压你的手臂，就能检测出血压水平，以揭示出血压对血流的影响。

细胞如何呼吸

就像一台机器，身体中的细胞需要持续的供应燃料才能运行。它们的燃料就是葡萄糖，这种富含能量的糖是身体通过分解你所吃下的食物而制造出来的。然而，正像火需要空气才能点燃一样，细胞需要氧气才能使用葡萄糖。这就是你需要呼吸和吃饭的原因。

小型发电站

在每个人体细胞内部，都有微型的熔炉，它们被称为线粒体。在血液中氧气的帮助下，线粒体分解葡萄糖，释放出少量的能量。这个过程能生成热量，就像生火取暖一样；它被称为"细胞的呼吸作用"。

细胞的呼吸作用将能量塞入数百万个由一种特殊的化学物质（称为三磷酸腺苷）所构成的微小分子之中。在需要的时候，能量就被释放出来。

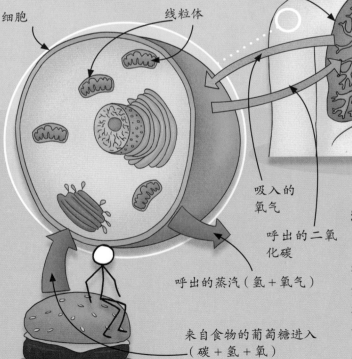

吸入氧气

呼出二氧化碳

肺

细胞

线粒体

吸入的氧气

呼出的二氧化碳

呼出的蒸汽（氢＋氧气）

来自食物的葡萄糖进入（碳＋氢＋氧）

糖的力量

葡萄糖是由碳、氢、氧三种元素构成的。当细胞分解葡萄糖释放出能量时，氢就与氧结合在一起生成水，碳与氧结合在一起生成二氧化碳。二氧化碳积累过多，会使人发生酸中毒。所以二氧化碳必须排出体外。

热控制

　　为了能让生理功能正常运行，身体必须保持 36~37℃ 的稳定体温。因此，大脑中的下丘脑负责控制温度，它可以用来监测你有多热。如果你太热了，下丘脑会告诉身体通过出汗来散发热量。出汗把水分带出你的身体，当水分蒸发时，皮肤就冷却了。

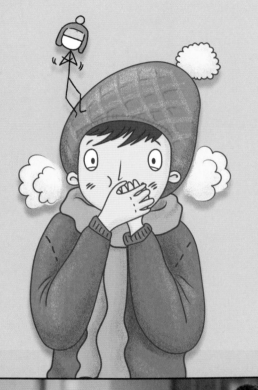

太冷

　　如果你太冷了，下丘脑就会向甲状腺发出警报，即发送出化学信息来点燃细胞的呼吸作用。下丘脑还告诉肌肉要迅速移动（这就是你颤抖的原因），并发送出限制血液供应到皮肤的信号，以减少热损失。

我们是一家人

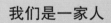

　　线粒体就像是被困在身体细胞里的独立有机体。线粒体的基因被称为线粒体基因，它们通过母亲一代又一代的传递，几乎保持不变；因此，通过考察线粒体基因，可以追溯你久远的家族史。令人惊奇的是，线粒体基因显示出我们的祖先很复杂，无论我们出生在何处。

什么是血液?

血液看起来有点儿像红墨水。然而,如果你通过高倍显微镜观察血液,就会看到它有很多不同的成分。里面有不同种类的细胞和其他成分。血液是身体的运输系统,它不仅把氧气和食物携带给细胞,而且还有助于身体抵御疾病。

红细胞

血液里居住着三种类型的细胞:血小板、白细胞和红细胞。红细胞是纽扣形状的细胞,它能携带氧气。白细胞是身体防御病菌的主要防线。白细胞的种类太多了,以至于无法全部提及。

红细胞

身体每秒钟产生约 250 万个新的红细胞。它们比大部分白细胞要小得多

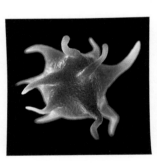

急救包

血小板是血液的急救抢修队,它由其他细胞脱落的废料制成。当你割伤自己时,血小板立即聚集起来处理损伤。它们所发送出来的化学警报信号被称为凝血因子。凝血因子促进纤维蛋白的生长,堵住渗漏之处。纤维蛋白干涸后形成痂,痂对伤口起到保护作用,直到其痊愈。

白细胞的类型

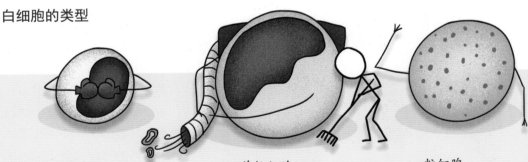

淋巴细胞
它是用来抵御病菌的细胞。通常将淋巴细胞分为三类,即 B 细胞、T 细胞和 NK 细胞

单核细胞
它是最大的白细胞。单核细胞就像是能吸取碎片的清道夫

粒细胞
它是有特殊染色的白细胞,分为三种类型:中性粒细胞、嗜酸性粒细胞和嗜碱性粒细胞

血液的成分

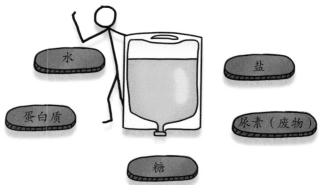

所有的血液成分都漂浮在一种名为血浆的液体之中。血浆占到了血液总量的一半以上。它的颜色是浅黄色的，大部分是水，但含有多种溶解了的化学物质，如盐和葡萄糖；它们被运送到细胞后，可以被细胞当作食物。

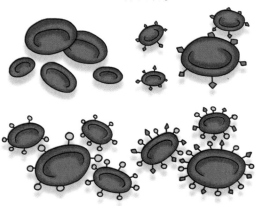

你自己的血

如果你做了大手术或遭遇了严重的意外，就会失去大量的血；此时，你可能需要输入别人的血。然而，普通人的血液分为四种不同的类型：A 型、B 型、AB 型和 O 型（最常见的血型），它们无法混合在一起；因为身体的免疫系统会与错误的血型发生对抗。因此，输血者必须被输入正确的血型。

你有多少血？

一个新生儿的血液数量与一杯不含酒精的饮料中的液体量差不多。然而，当你长到约 8 岁时，你的血液足够装满 1 个 2.5 升的瓶子。当你成年时，你的血液能装满 2 个或更多个 2.5 升的瓶子！

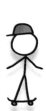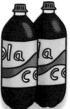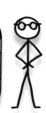

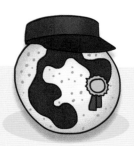

中性粒细胞

它是一群粉色的粒细胞，中性粒细胞能抵御细菌和真菌。当它们完成工作后，最终就会变成白色的脓水

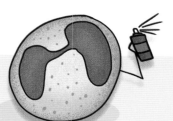

嗜酸性粒细胞

它是一群经过精选的桃状粒细胞，嗜酸性粒细胞能处理寄生虫和你可能会过敏的物质

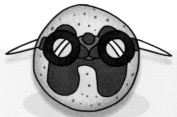

嗜碱性粒细胞

它相当于瞭望台，嗜碱性粒细胞是大个头的蓝色颗粒细胞。它们通过释放出组胺这种化学警报信号，对刺激物做出反应

血液发起行动

当你的身体受到造成疾病的细菌、病毒和其他病菌攻击时，身体发动防御战的时候就到来了。它用一批被称为免疫系统的生物武器来发起防御战。在这些生物武器中，最重要的就是白细胞。

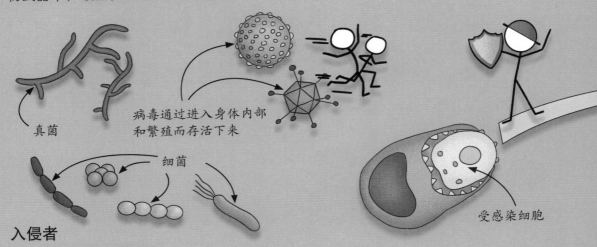

真菌

病毒通过进入身体内部和繁殖而存活下来

细菌

受感染细胞

入侵者

当病菌这种微生物入侵或感染身体并繁殖后，就会让人生病。每种病菌都会引起一种特定的疾病。例如：不同的细菌会造成伤寒、破伤风或百日咳；病毒会造成感冒、流感、腮腺炎、狂犬病和艾滋病；真菌会造成念珠菌感染和曲霉病（通常感染肺部）等疾病。

病菌的吞噬者

当病菌入侵身体时，两种主要类型的白细胞会投入战斗，以摧毁病菌；它们是噬菌细胞和淋巴细胞。噬菌细胞形成了第一道防线，它吞噬了入侵的病菌并溶解了它们。一旦噬菌细胞吞噬了病菌，它们就会在表面显示出病菌的身份标签或抗原，把病菌与其他免疫系统细胞区分开来。

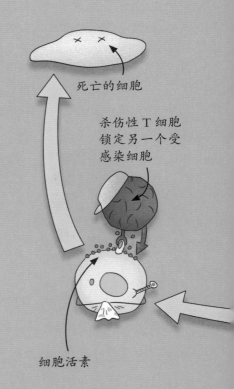

死亡的细胞

杀伤性 T 细胞锁定另一个受感染细胞

细胞活素

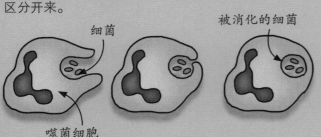

细菌

被消化的细菌

噬菌细胞

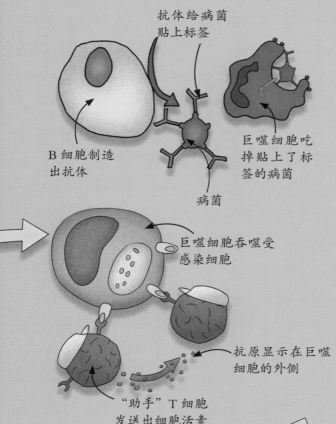

抗体给病菌
贴上标签

B 细胞制造
出抗体

巨噬细胞吃
掉贴上了标
签的病菌

病菌

巨噬细胞吞噬受
感染细胞

抗原显示在巨噬
细胞的外侧

"助手" T 细胞
发送出细胞活素

靶向病菌

淋巴细胞靶向特定的病菌。B 淋巴细胞靶向自由移动的病菌。每个 B 淋巴细胞都有其自己的抗体：这种特殊的化学物质锁定一种特定病菌的抗原。当抗体遇到抗原时，B 淋巴细胞就会制造出更多的抗体。当抗体锁定病菌时，病菌就会成为抗体更好的靶向目标；尤其是一种特大号的噬菌细胞（巨噬细胞）。

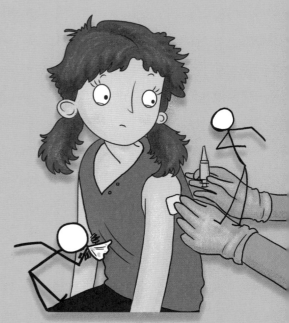

挫败病毒

一旦病毒入侵细胞，它们就会隐藏起来。这就是 T 淋巴细胞要进入的地方。"助手" T 淋巴细胞被受到损伤的迹象所提醒，同时也受到吞噬掉入侵细胞的巨噬细胞的病毒抗原所提醒。然后，T 淋巴细胞快速繁殖，发送出细胞因子这种化学警报信号。细胞活素激活了杀伤性 T 细胞，杀伤性 T 细胞靶向了其他细胞的抗原，锁定它们，然后用有毒的化学物质淹没它们，以杀死细胞、病毒和所有的入侵者。

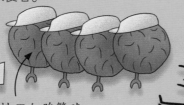

杀伤性 T 细胞繁殖

记忆

随着淋巴细胞识别和进攻病菌，它们会制造出一种特殊的"记忆"细胞。在对抗感染的战斗获胜很长一段时间之后，记忆细胞仍然在人体内四处闲逛。因此，如果有相同的病菌再次出现，记忆细胞就能随时发动更迅速和更猛烈的反应。注射疫苗的作用就是让你被病菌轻度感染，以生成记忆细胞这种防备武器，让你做好受到真正攻击的准备。

修补心脏

心脏是一个令人惊异的器官，它在你的一生里保持不间断的跳动。然而，有些时候，特别是在晚年，心脏的自动跳动会发生故障或完全停止。幸运的是，医生现在可以用越来越多的方法来处理心脏问题。

心脏问题

心脏忍受的痛苦分为三种主要的形式：心脏病发作、心脏停搏和脑卒中。

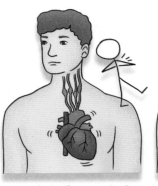

心脏病发作：心脏周围的动脉被堵塞而导致心肌功能衰竭

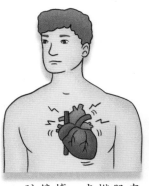

心脏停搏：点燃肌肉的电信号停止所导致的心脏停止跳动

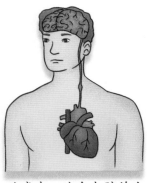

脑卒中：流向大脑的血流被切断，通常是由于动脉中的血栓造成的

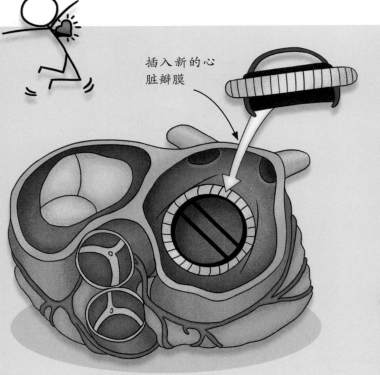

插入新的心脏瓣膜

心脏瓣膜

有时候，心脏中的瓣膜松散，无法正常关闭，削弱了心脏的泵血功能。如果是这样，医生会尝试用碳纤维（特氟隆，一种人工合成的高分子材料）制成的机械瓣膜或动物组织来代替原有的心脏瓣膜。

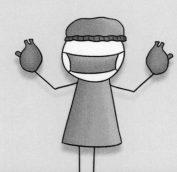

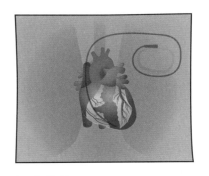

人工起搏器解决心跳不规律的问题

有些时候，一个人的心跳可能会变得非常不规则，这很危险；他们可能需要植入一台人工起搏器。这是一种简单的以电池为能量的设备，它能检测出任何不稳定的心跳，并向心脏发出电刺激，让其再次正常地跳动起来。起搏器就安装在皮肤下方，然后连接到心脏；一个小手术就能完成上述过程。

心脏移植

如果心脏病非常严重，唯一的解决办法就是做心脏移植手术。在这个手术过程中，患病的心脏会被移除，换上刚刚死亡的捐赠者的健康心脏。这种移植手术大约需要 4 个小时，在患病的心脏被去除和用新的健康心脏替代期间，一台心肺机将临时替代病人的心肺。医生把新的心脏缝合起来，病人在手术后需要服用药物来防止身体的免疫系统拒绝接受新心脏。

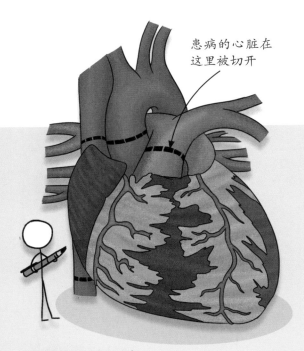

患病的心脏在这里被切开

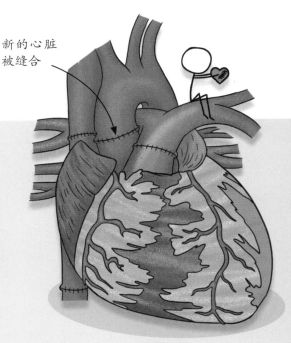

新的心脏被缝合

被冰冻的心脏

等待捐赠者心脏的病人必须一直处于待命状态，因为移植手术必须在捐赠者死亡后的几个小时内完成。一旦捐赠者的心脏被移除，它必须被储存在冰柜里，尽可能快地运送到医院进行手术。

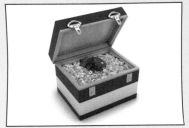

保持心脏健康

身体健康的一个关键迹象就是拥有强壮的心脏和肺。这就意味着你的心脏和肺能向肌肉供应它们所需要的全部氧气。如果你很容易就喘不上气来，这是心脏和肺还不够健康的迹象。

艰苦的锻炼

当你运动时，身体会做出如图所示的各种反应。如果你的身体素质好，也未锻炼得过猛，身体就会在短短几分钟内恢复正常。如果你的身体素质较差，或是锻炼过猛，身体可能就需要几个小时才能恢复正常。

体温上升，出汗

呼吸越来越快，越来越深；每分钟吸入的空气数量高出了 10 倍

心率飙升；每次心跳时，心脏泵出更多的血液

肝脏将其储存的更多的肝糖转化为葡萄糖

血管变宽，以增加流向肌肉的血流量

肌肉消耗了高达 20 倍的能量

各种运动对什么功能有益？

不同形式的运动会对人体产生不同功效。跑步对增强心肺功能非常棒，但对增强身体的柔韧性并没有太大的好处。骑车对增强肌肉力量、身体平衡性和协调性有益。

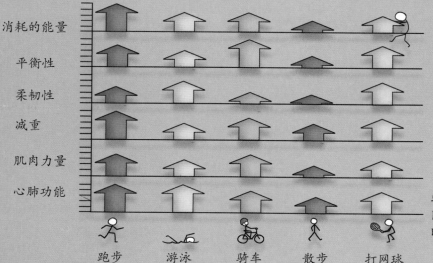

	跑步	游泳	骑车	散步	打网球
消耗的能量					
平衡性					
柔韧性					
减重					
肌肉力量					
心肺功能					

乳酸堆积在肌肉中，因为它们燃烧葡萄糖时没有充足的氧气

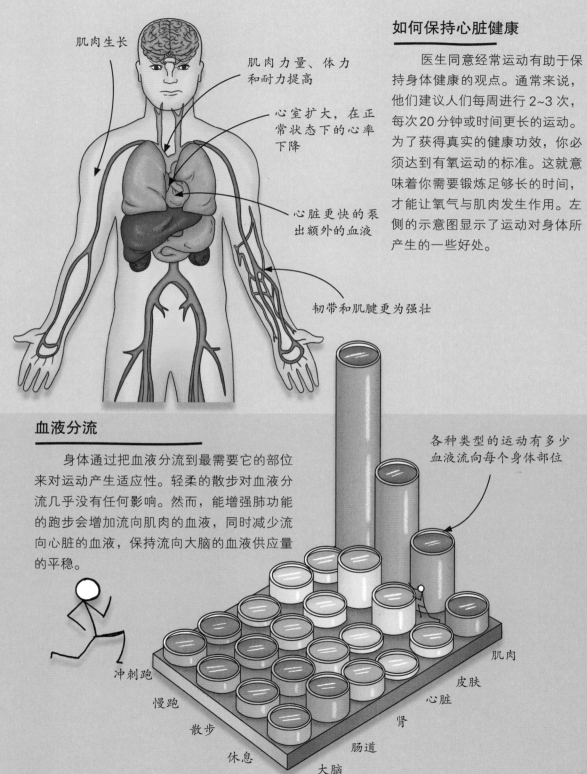

肌肉生长

肌肉力量、体力和耐力提高

心室扩大，在正常状态下的心率下降

心脏更快的泵出额外的血液

韧带和肌腱更为强壮

如何保持心脏健康

医生同意经常运动有助于保持身体健康的观点。通常来说，他们建议人们每周进行 2~3 次，每次 20 分钟或时间更长的运动。为了获得真实的健康功效，你必须达到有氧运动的标准。这就意味着你需要锻炼足够长的时间，才能让氧气与肌肉发生作用。左侧的示意图显示了运动对身体所产生的一些好处。

血液分流

身体通过把血液分流到最需要它的部位来对运动产生适应性。轻柔的散步对血液分流几乎没有任何影响。然而，能增强肺功能的跑步会增加流向肌肉的血液，同时减少流向心脏的血液，保持流向大脑的血液供应量的平稳。

各种类型的运动有多少血液流向每个身体部位

冲刺跑

慢跑

散步

休息

大脑

肠道

肾

心脏

皮肤

肌肉

说话和唱歌

肺的功能不仅仅是吸入和排出空气，它们也有助于你发出声音。你的声音来自于喉咙（或声带），它位于咽喉部位，靠近肺部上方气管的顶部；这就是声带所处的位置。它们是横跨气管的肌肉褶皱，只给空气进出留了一个小开口，这个开口被称为声门。

支持唱歌

所有用于说话和唱歌的动力都来自于你吸入肺部的空气所释放出来的力量。这就是歌手要花大量时间来练习控制他们呼吸的原因。特别值得一提的是，他们要做能给唱歌发音提供支持的一些练习。这种做法是要提高他们对胸腹部肌肉的控制力，增强用于发声的肌肉的力量，特别是横膈膜，从而实现平稳有力的呼气。

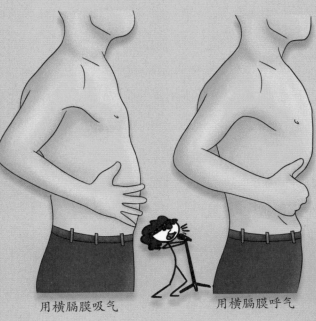

用横膈膜吸气

用横膈膜呼气

声带

在大多数时候，声带是放松的；当你呼气时，它就为空气穿过肺留下一个宽的孔隙。这样，你呼气时就能保持沉默了。当你说话或唱歌时，声带绷紧，只留下一个狭小的缝隙。来自于肺的空气必须经过挤压后才能通过声带，让声带振动和活跃起来，就像是弹拨吉他的琴弦一样。

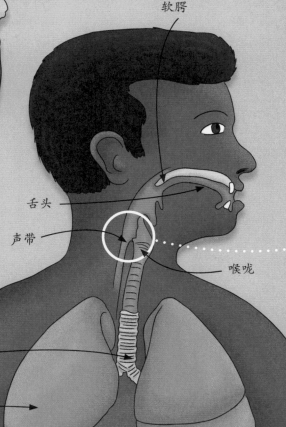

软腭

舌头

声带

喉咙

气管

右肺

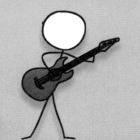

声音的形成

　　由于你用声带只能发出元音（如 [a][e][i][o][u]）的声音，所以你必须移动嘴唇、口腔和舌头，来改变声音，才能发出其他字母的声音。这种起伏的声音被称为辅音。上述过程被称为发音。

　　摩擦音（如 [f][th][v] 和 [z]）通过摩擦得以发出声音。你的嘴唇干扰了声音的流动，这样它们就能变得振荡有起伏了

鼻音 [m] 和 [n] 的声音通过转移通过鼻子的声音得以发出

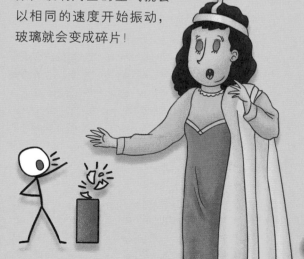

声带打开

有些辅音（如 [p][t][k][b][d][g]）首先要阻断声音，然后用爆破音的形式发出。这就是爆破音得名的缘由

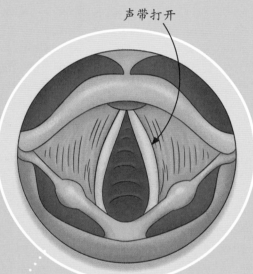

咝音（如 [s]）要通过舌尖的一个槽发出嘶嘶声才能发出

具有冲击力的声音

　　令人惊奇的是，有些歌手的发声力道如此之足，以至于可以击碎玻璃。所有的玻璃都有共振频率，如果它受到其他振动（如声音）的干扰，就会发生共振。如果歌手的嗓音高到足以引起共振，玻璃周围的空气就会以相同的速度开始振动，玻璃就会变成碎片！

声带关闭

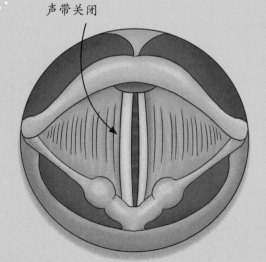

心脏的历史

医生一直都知道心脏能让人活着。然而，在很长的一段时间里，他们还不是太清楚心脏是如何完成这项工作的。他们甚至曾经认为是心脏执行了思维的功能，而非大脑！一直到了 17 世纪，当英国医生威廉·哈维演示了心脏把血液输送给全身各个部位时，科学家才逐渐拼凑出心脏和肺是如何协同工作向身体细胞供应养料的机理。

公元前2000年

古埃及人认为心脏对生命和道德品行起到了关键作用。在人死亡之后，他们认为心脏要在正义女神的审判庭里进行称量。如果因为做了罪恶之事而使得天平下沉，你将永远无法有来世。

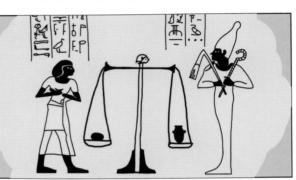

2000 BCE   **800**   **1600**

公历140年

与当时的许多人一样，罗马医生伽林意识到心脏有用于张开和闭合的瓣膜，并注意到了动脉与静脉的区别。

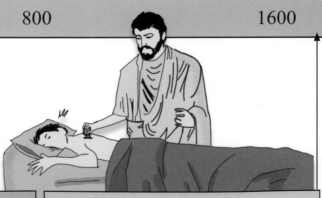

公元前400年

希腊医生希波克拉底认为心脏是身体中热的来源。实际上，更多的热量来自于肝脏和肌肉。尽管如此，希波克拉底还意识到心脏与肺有关联，而且心脏的功能相当于一种泵。

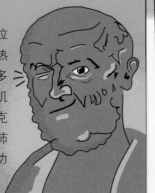

1628年

英国医生威廉·.哈维发现血液持续在整个身体内循环，这个功能是由心脏泵血来完成的。这是一个巨大的发现，最初只有很少的人相信他的这种说法。但是，我们现在知道他是对的，血液在身体里每分钟就大约绕行一周。

1774年

英国科学家约瑟夫·普利斯特利做了一些实验，以考察老鼠在一个装有燃烧的蜡烛的玻璃瓶里能生存多长时间。通过这个实验以及其他实验，普利斯特利发现当我们呼吸时，从空气中吸收氧气，排出二氧化碳。

1967年

南非医生克里斯蒂安·巴纳德首次成功地完成了心脏移植手术。他去除了一位病人患病的心脏，并用最近刚死亡的一位捐赠者的健康心脏进行了替换。

1925年

英国医生亨利·苏塔首次在心脏内部完成了手术，它被称为心内直视手术。他成功地纠正了一位年轻女子心脏瓣膜的一个缺陷。然而，他的同事认为这种手术太危险了，他被禁止重复做这样的手术。

| 1800 | 1900 | 2000 |

1818年

英国医生詹姆斯·布伦德尔首次成功地完成了输血试验。为了挽救分娩过程中由于失血过多而即将死亡的一位母亲，他从这位女子丈夫的手臂中抽取了血液，用注射器注射到了女子体内。这次输血手术起效了，这位母亲活了下来。

1944年

美国医生阿尔佛雷德·布莱洛克、海伦·陶西格和维维恩·托马斯在一名婴儿身上成功地完成了首例心脏外科手术。他们做这例手术是为纠正蓝婴综合征，即心脏泵出的血液太少，以至于婴儿看起来几乎是蓝色的。

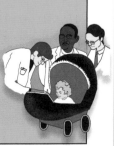

1901年

奥地利医生卡尔·兰德斯坦纳（后加入美国籍）发现了四种不同的血型：A型、B型、AB型和O型。为了能让输血起效，必须输给病人类型正确的血液。

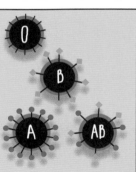

有关心脏更多的事实

超过30亿次！

你的心脏每秒钟跳动的次数超过了 1 次，大约为每分钟 80 次，每天约为 10 万次。这就意味着如果你活到了 80 岁左右，心脏跳动的次数一定超过了 30 亿次。只有很少的机器能像心脏这么经久耐用和可靠。

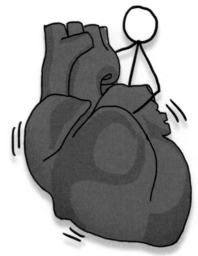

泵血

心脏在整个一生中要泵出约 100 万桶（1 桶约为 120~159 升）水，这是一个巨大的数量，足以装满 60 多个奥运会游泳池。如果学校班级中有你这样的 20 个人，心脏总共泵出的血液足以装满 10 辆超级油轮。

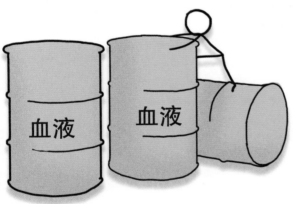

大量的血细胞

身体必须携带大量的氧气。所以你身体里拥有的红细胞数量要超过其他任何种类的生物，大约有 25 万亿个。由于红细胞的生命持续时间只有 3 个月，因此身体必须以惊人的速度来制造红细胞。实际上，身体每天要制造 2000 亿个红细胞，更不用说它还要制造 100 亿个白细胞和 4000 亿个血小板。

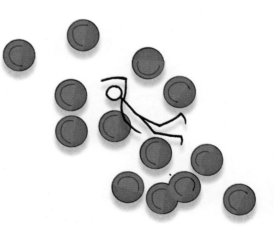

失血

身体制造血液的速度如此之快，以至于你在失去 1 升多的血液之前还没有面临真正的危险。这就是人们为什么能够把半升血液捐赠给医院用于输血的原因。然而，如果你失血超过了 2 升，就有可能死亡。

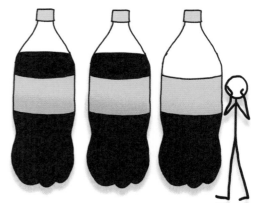

热乎乎的身体

随着身体细胞使用能量，它们能释放出足够的热量，让身体在大部分时间里保持温暖。实际上，它们释放出来的热量相当于 1 个 100 瓦的灯泡。这就意味着如果你和另外 19 名同学待在一个小房间里，你们身体所释放出来的热量相当于 1 台 2 千瓦的电暖气。

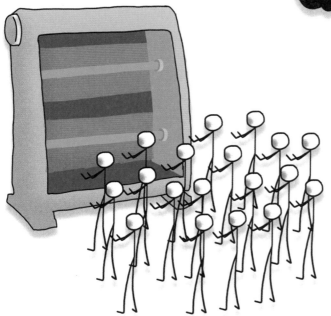

心脏置换

全球范围内有约 5 万人需要做心脏移植手术，但只有不到 5000 人能够实际获得可以移植的健康心脏，因为适合捐赠心脏的人太短缺了。接收心脏移植手术的人中有 90% 的人至少存活了一年，有超过 75% 的人其存活时间超过了三年。

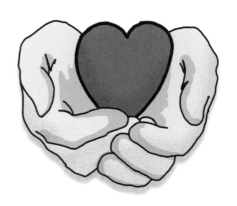

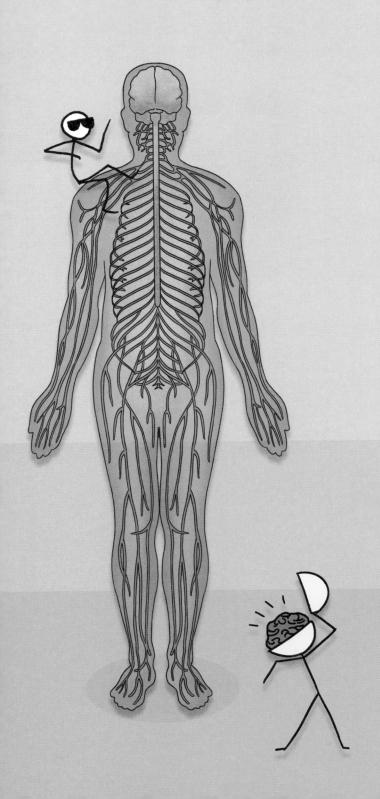

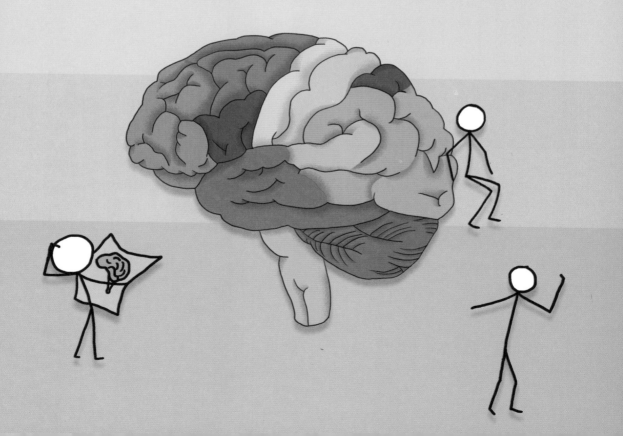

才华横溢的大脑

引言

　　很多生物都有大脑，但是我们人类的大脑特别发达，它就是一台活生生的超级计算机。然而，与电脑一样，人的大脑也需要输入和输出；这就是存在神经的原因，神经从遍布全身的感受器向大脑发送信号以提供输入信息，通过发送信号告诉身体要做什么来提供输出信息。大脑和神经组成了神经系统。

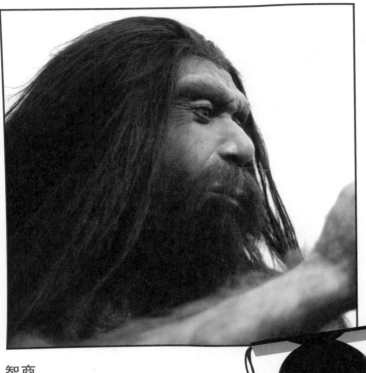

聪明的尼安德特人

　　人类认为自己大脑的容量超大。它确实能储存大量的信息。然而，尼安德特人的大脑容量更大。距今 16 万年—4 万年前，他们生活在欧亚大陆。尼安德特人的大脑容量比我们的大脑容量大约大 30% 左右。

智商

　　智商测试包括旨在考察一个人智力高低的一系列问题。大部分人的智商测试得分在 85~115 分之间。有些非常聪明的人其智商测试会得更高分。然而，智商得分并不能真正说明你有多聪明，它只能表明你精通于智商测试。你练习的次数越多，在智商测试中的表现就越好。

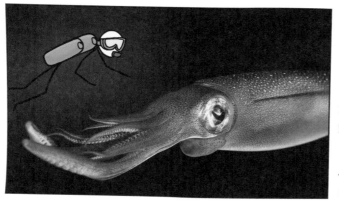

乌贼的神经

生物体中大部分的神经太小了，以至于我们用肉眼看不到它们，除非是用高倍显微镜才能看清。但是，乌贼的神经轴突超过了 1 毫米厚，比棉线还要厚。轴突发出的信号能点燃乌贼的喷气推进系统，它射出的水流能以极为迅猛的速度喷发出来。科学家们通过研究乌贼的巨大神经，已经掌握了大量人体神经的工作机理。

关注你的大脑

科学家和其他思想家经常争论人们到底是用大脑还是心脏来思考。大脑是脑袋里面软而湿的神经团块组织，是它们完成了思维功能。因此，想法来自于大脑，而非心脏。

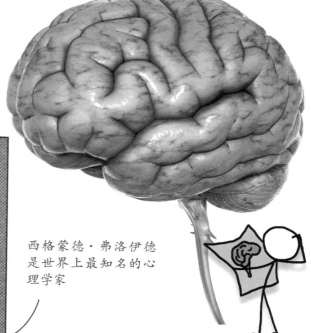

西格蒙德·弗洛伊德是世界上最知名的心理学家

脑科学

神经科学家研究大脑和神经如何在身体层面上工作，认知神经科学家研究大脑中的神经如何让人思考，而心理学家则是研究人们的想法和行为。

中枢控制

神经系统就像是繁忙的互联网，连接到身体各处，信息呼啸着在网络间往返穿行。它是一个双向的系统。感觉神经向大脑发送信号，又从身体各处的感觉感受器（如皮肤上的触觉感受器）接收信号。运动神经从其他方向接收信号，并从大脑向外发送信号，告诉肌肉要移动。

分支神经

神经系统的核心是大脑和穿过脊柱的神经束（它被称为脊髓）。大脑和脊髓合在一起被称为中枢神经系统（CNS），在右图中用绿色表示。从中枢神经系统出发，神经向身体各处发散，它们被称为周围神经系统(PNS)，在右图中用粉色表示。周围神经系统的主要分支是 12 对颅神经（位于大脑之中）和 31 对脊神经。所有其他神经都是从这些神经中发散出来的。

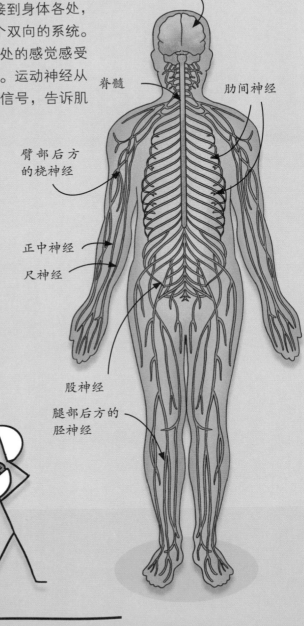

大脑

脊髓

肋间神经

臂部后方的桡神经

正中神经

尺神经

股神经

腿部后方的胫神经

颈部的 8 对颈神经

上背部的 12 对胸神经

腰部的 5 对腰神经

脊柱底部的 5 对骶神经和 1 对尾神经

脊髓

脊髓是向大脑发送和接受所有神经信号的快车道，并受到脑脊髓液的保护。从脊髓发散出来的 31 对主要神经可以分为四组：颈神经、胸神经、腰神经和骶神经。

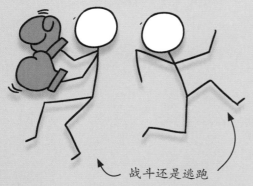

战斗还是逃跑

内脏神经系统

　　除了中枢神经系统和周围神经系统，人体还有第三个神经系统——内脏神经系统。它控制着诸如心跳和消化等自主任务。内脏神经系统分为交感神经和副交感神经两个部分。当你处于危险境地时，交感神经能让你的身体做好行动的准备；而副交感神经负责处理日常事务，它能让人松弛下来。

　　内脏神经系统能让你的身体在危险时刻做好行动的准备，即做出"战斗或逃跑"的反应。

漫游的神经

　　迷走神经的名字起源于"漫游"的拉丁文，即它能在身体各处漫游。迷走神经从脑干处向下徘徊，从大脑底部一直向下漫游到肠道。在这条路径中，迷走神经控制了很多事情，从呼吸到心跳，再到消化食物的方式。

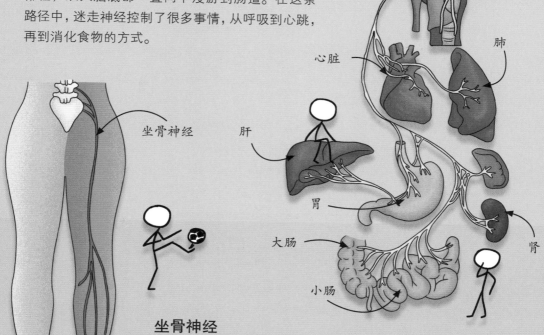

迷走神经

心脏

肺

肝

胃

大肠

小肠

肾

坐骨神经

坐骨神经

　　坐骨神经是身体中最大的单一神经。它从脊柱下方一直延伸到臀部和大腿，然后又延伸到腘窝。在把脊髓与腿脚的肌肉连接起来这一方面，坐骨神经起到了至关重要的作用。有时候，坐骨神经所引起的疼痛被称为坐骨神经痛。

神经的构成

神经系统是由大量的神经细胞组成的。神经细胞也被称为神经元，它们是异乎寻常的细胞。尽管大部分细胞像是小包裹，但神经元是蜘蛛形的，并通过分散的线与所有方向的其他神经细胞连接在一起。神经元也有可能与感觉器官或肌肉连接在一起。

神经细胞

神经信号通过任何一个树突（细胞体的延伸部分产生的分枝称为树突，它是蜘蛛网状的线）进入神经元；随后，它们穿过细胞核，通过轴突来到神经细胞的另一侧，与其他神经元连接在一起。来自于几个细胞的轴突捆在一起，就像是箭的弓绳，形成了神经纤维。

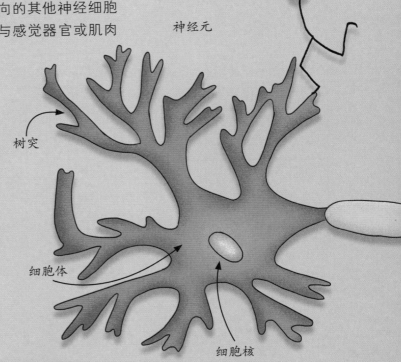

神经元

树突

细胞体

细胞核

神经信号如何移动

神经信号是经由化学物质和电的混合物发送出来的。当神经处于休息状态时，有许多带负电的化学离子（小的颗粒）位于神经内部。神经信号起始于神经壁的大门打开，这就会让带有正电的钠离子进入。正负电子相吸后，它们会被神经细胞内部的负电子进一步吸入。

1. 神经壁打开大门，让带正电的钠离子进入，神经信号由此开始

在神经内部，正电子进一步被负电子所吸引

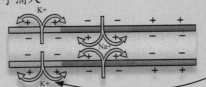

轴突的一个节片

2. 信号扫过神经，因为有更多的神经壁大门打开，进一步让钠离子涌入

其他神经壁的大门在信号后方关闭，让带正电的钾离子流出，以保持神经信号的传送

注意距离

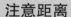

　　从来没有两个神经元是直接接触的，因为它们之间有微小的间隙，这个间隙被称为突触间隙。当一个神经信号到达神经末端时，名为神经递质的微小化学液滴释放到突触间隙之中。这些化学物质锁定在相邻细胞的匹配受体部位，开启一次新的神经冲动传导。

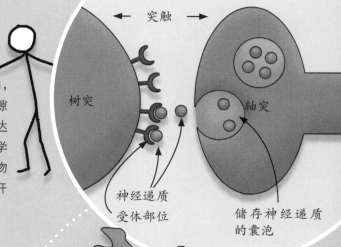

突触

树突

轴突

神经递质
受体部位

储存神经递质
的囊泡

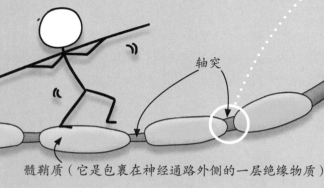

轴突

髓鞘质（它是包裹在神经通路外侧的一层绝缘物质）

轴突的末端

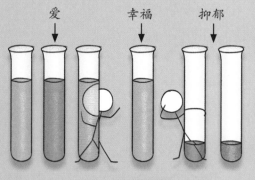

爱　　　幸福　　　抑郁

血清素　　　多巴胺　　　后叶催产素

情绪是怎样生成的?

　　不同的神经递质组合会对情绪产生不同的影响。大量的血清素会让人心情愉快。如果它与大量的多巴胺和后叶催产素结合在一起，就会让人坠入爱河。你所拥有的血清素和多巴胺数量越少，情绪就越差。

爱上一个人

　　当人们初次坠入爱河时，他们的大脑里充斥着多巴胺，这会让其感觉兴奋激动、精力充沛和聚精会神。这就为恋爱双方跳上一整夜的舞和长时间聊天创造了完美的条件。然而，如果他们待在一起，变得深情脉脉，他们也会获得大量的后叶催产素。当两个人拥抱在一起时，就会引发上述过程。

为什么大脑那么聪明

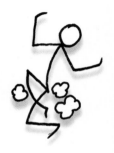

你的脑袋里安装了一台惊人的计算机，它就是大脑。它由约 1000 亿个神经元构成，而每个神经元又与 10~20 万个其他的神经元相连接。这就意味着有 10^{16} 个神经元连接来帮助你思考。难怪你这么聪明呢！

灰质与白质

大脑填满了颅骨顶部的内侧。有褶皱的外层是灰质，灰红色的大脑灰质是由神经细胞体、树突和突触构成的。灰质的内侧大部分是白质，而白质是由轴突（神经细胞的长尾巴）构成的。

如果你是一个女孩，那么你的大脑重量约是体重的 2.5%；如果你是一个男孩，那么你的大脑重量约是体重的 2%。然而，平均来看，男孩的大脑更沉。

分为两半的大脑

大脑分为两半或两个半球，它们由一种名为胼胝体（胼胝体位于大脑半球纵裂的底部，是连接左右两侧大脑半球的横行神经纤维束，也是大脑半球中最大的连合纤维）的巨大神经束连接起来。令人惊讶的是，大脑的左半球控制着身体的右侧，而大脑的右半球则控制着身体的左侧。每侧大脑都曾经被认为拥有完全不同的技能（如图所示），但很多科学家现在认为它们之间的区分并不是那么明显。

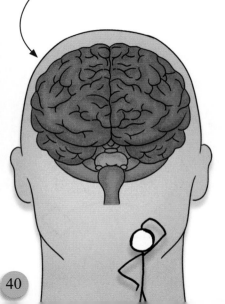

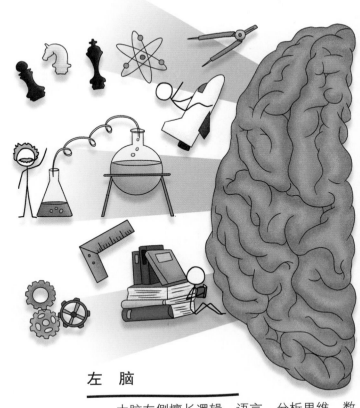

左 脑

大脑左侧擅长逻辑、语言、分析思维、数字和推理。

做出决定

大脑实际上有 75% 的部分是水，还有相当多的脂肪。然而，真正重要的是大脑里所有的神经细胞，它们由起到支持作用的神经胶质细胞（是广泛分布于中枢神经系统内的，除了神经元以外的所有细胞）紧紧捆束在一起。当呼啸而过的信号穿过这个惊人的网络时，你所有的想法就冒出来了。

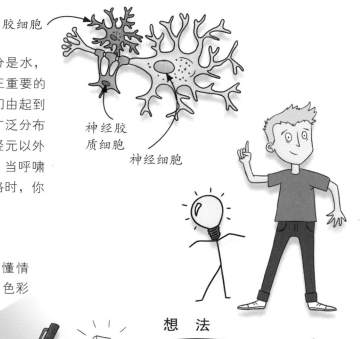

胶细胞

神经胶质细胞

神经细胞

右　脑

大脑右侧最擅长表达和读懂情绪，识别人脸，直觉，与音乐、色彩和形象相关的创造性任务。

想　法

想法是穿过大脑神经细胞之间的神经信号，在几分之一秒内就制造出数十亿个连接。你想些什么取决于哪条神经通路被点燃了。被大量使用的神经通路会变得更为强壮和迅速，而较少被使用到的神经通路会逐渐迷失方向，最终丧失其功能。

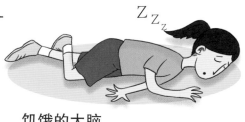

饥饿的大脑

大脑中所有的细胞都需要大量的能量和大量的氧气。如果供应大脑的血流被切断，你在 10 秒钟内就会失去知觉，在几分钟内就会死亡。

大脑内部的构造

大脑有褶皱的外层是有意识的想法产生的地方。有意识的想法是你能知道的；然而，潜意识中的想法发生在大脑深层，你对它的了解很少！

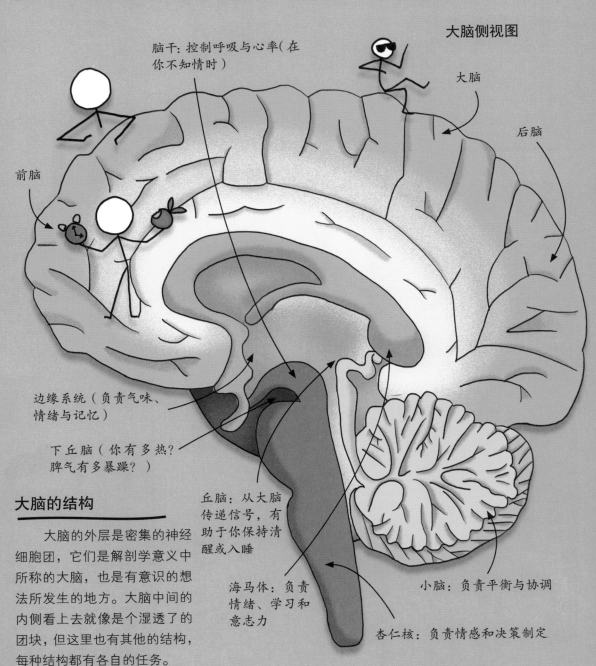

大脑侧视图

脑干：控制呼吸与心率（在你不知情时）

大脑

后脑

前脑

边缘系统（负责气味、情绪与记忆）

下丘脑（你有多热？脾气有多暴躁？）

丘脑：从大脑传递信号，有助于你保持清醒或入睡

海马体：负责情绪、学习和意志力

小脑：负责平衡与协调

杏仁核：负责情感和决策制定

大脑的结构

大脑的外层是密集的神经细胞团，它们是解剖学意义中所称的大脑，也是有意识的想法所发生的地方。大脑中间的内侧看上去就像是个湿透了的团块，但这里也有其他的结构，每种结构都有各自的任务。

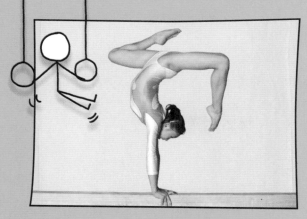

平衡功能

即使是让身体做出一个简单的动作，大脑也必须向不同的肌肉发送精确的控制命令。它需要肌肉中的感受器（即本体感受器，是指位于肌肉、肌腱和关节内的感受器，它感受身体在空间运动和位置的变更，向中枢提供信息）持续发送反馈信息，从而告诉你身体的每一个部位位于何处。所有这些信号都在小脑部位（位于大脑后部）进行协调，然后从小脑中把这些信号发送给正确的肌肉。

大脑底部

脑干是大脑底部的柄状物，并在这里进入脊柱。它是大脑与身体其他部位连接的主要路径，包括面部与头部。脑干控制着呼吸与心率，告诉你什么时候睡觉和吃饭。

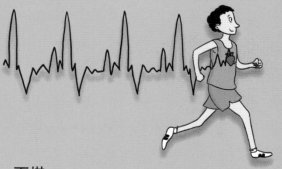

下棋

当你下棋或玩类似的游戏时，你用到了大脑有意识的部位（大脑皮层）来思索问题。尽管如此，多练习能让你把棋下得更好，因为某些例行程序在大脑深层的潜意识部位建立起来了。

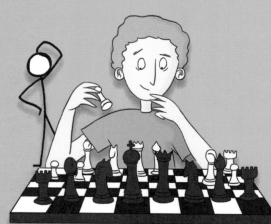

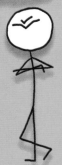

海马体

大脑的正中央是一个海马形状的结构。它被称为海马体，这个名字是以希腊语中的"马"和"海怪"来命名的。海马体与情绪有关，并被认为对记忆力起到了关键作用。

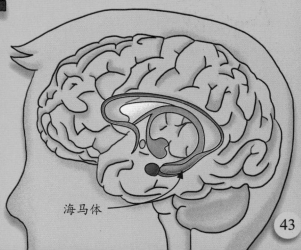

海马体

脑地形图

解剖学意义上的大脑外形和核桃仁的外形很相似。大脑的外侧被称为大脑皮质。这是大脑所有活动发生的地方。它接受来自于感觉器官的信息，并向肌肉发送命令。

大脑的侧视图

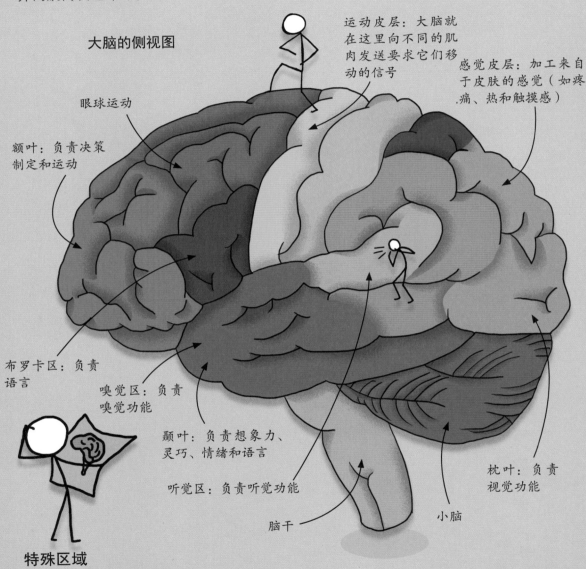

运动皮层：大脑就在这里向不同的肌肉发送要求它们移动的信号

感觉皮层：加工来自于皮肤的感觉（如疼痛、热和触摸感）

眼球运动

额叶：负责决策制定和运动

布罗卡区：负责语言

嗅觉区：负责嗅觉功能

颞叶：负责想象力、灵巧、情绪和语言

听觉区：负责听觉功能

脑干

小脑

枕叶：负责视觉功能

特殊区域

每个大脑半球都有四个末端，它们被称为脑叶。位于前方、一块非常突出的大块脑叶被称为额叶，它是你所有想法诞生的地方。许多想法似乎占据了你的整个大脑。然而，当你做某些事情时，大脑中的某些区域（联想区）会变得特别活跃。

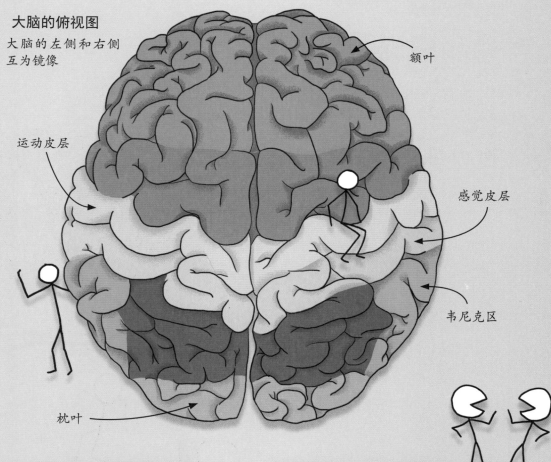

大脑的俯视图

大脑的左侧和右侧
互为镜像

额叶

运动皮层

感觉皮层

韦尼克区

枕叶

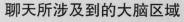

大脑负责阅读和表达的区域

　　当你阅读时，大脑后方的韦尼克区就会兴奋起来。这个区域能加工你所阅读的内容，并决定你要说些什么。然后，它向布罗卡区发送指令，以解决你如何说出这些话。

聊天所涉及到的大脑区域

　　当你说话的时候，大脑前方的布罗卡区就会参与进来。科学家还不是太确定它的工作机理。他们过去认为布罗卡区的作用就是将词语拼接成正确的句子。现在，他们认为这个区域也有助于你理解别人在说些什么。

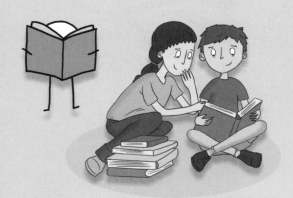

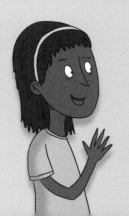

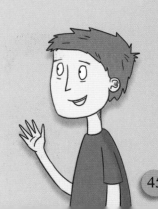

运动和感觉

你的身体里遍布着两种神经，它们都是从脊神经发散出来的。运动神经元触动肌肉，让你的身体产生移动；感觉神经元从感觉器官向大脑发送信号，告诉它发生了什么。

运动神经和感觉神经参与了你的所有活动，无论是写信还是踢足球。当你握住一支笔时，就会发生以下的事情。

1. 手指和拇指中的感受器引发了感觉神经的信号；
2. 信号沿着脊神经向上进入大脑；
3. 在大脑里，信号在感觉皮层中注册；这个神经束在大脑顶部环绕，有点儿像是耳机上的皮带；
4. 大脑在邻近的运动皮层中做出反应，并发送出信号；
5. 信号在运动神经元中穿行，返回脊神经；
6. 运动神经引发手中的肌肉做出动作，来移动拇指和其他手指。

大脑左侧

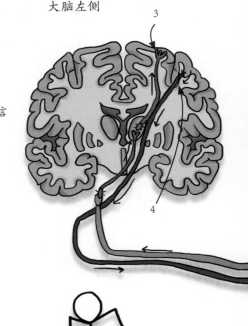

反馈

无论何时你正在做什么事情（如玩电子游戏），感觉神经与运动神经之间都发生着不间断的交互作用。感觉神经持续不断地从游戏机的屏幕和周围环境中获取数据资料，而你手中的运动神经控制着屏幕。

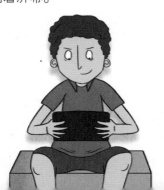

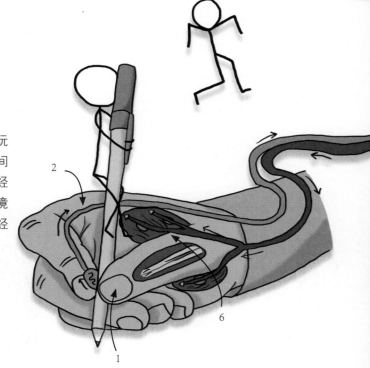

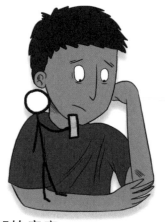

神经反射

　　反射是身体中无法控制的部位的自动反应。反射弧（它是实现反射活动的神经结构，也是执行反射活动的生理基础）能让你的身体以闪电般的速度对紧急情况做出反应，甚至在危险信号到达大脑之前就完成了上述过程。

肘部的疼痛

　　当你感觉到剧痛时，如肘部遭到了剧烈撞击，疼痛感受器就向大脑发送警报信号。你就会感受到疼痛这种警报信号。疼痛是身体告诉你不要忽视受到的伤害。

7. 你不小心把手指放在蜡烛的火焰上；
8. 来自于手指的感觉神经立即向脊柱发送信号；
9. 当信号到达脊柱时，它不仅穿行到了大脑，也穿过了中间神经元与运动神经元之间的连接；
10. 中间神经元点燃了运动神经元下方的信号；
11. 运动神经元引发你胳膊中的肌肉，让手指以超快的速度离开火焰。

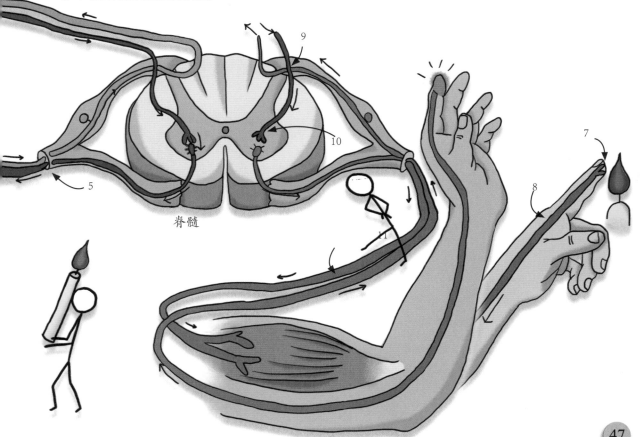

脊髓

视觉

你的每只眼睛都是功能惊人的摄影机，它们内置了功能强大的镜头，让你看到外部世界清楚的画面。在眼睛后方，大脑有一个灵巧的视觉处理系统，从而让展现在你面前的图案具有即时感。

眼睛的横截面示意图

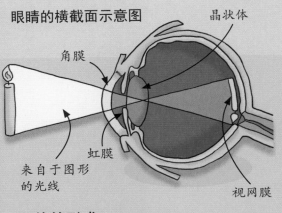

角膜

晶状体

虹膜

来自于图形的光线

视网膜

图片的形成

你正在观看的场景的光线通过角膜进入眼睛，角膜是眼睛的主要组成部分。它把光线聚焦，形成一幅图片。光线然后透过一个较小的能调节焦距的晶状体照射，以形成更为清晰的图片；无论你是近景观看还是远景观看。虽然画面是颠倒的，但它并不会干扰大脑功能。

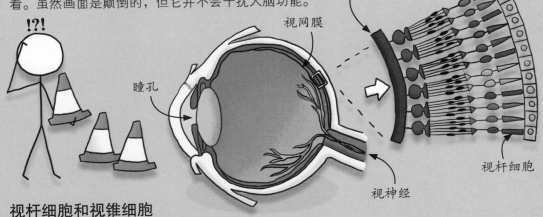

视网膜的细节

视锥细胞

视网膜

瞳孔

视杆细胞

视神经

视杆细胞和视锥细胞

晶状体把图片投射到眼睛的后方，也就是视网膜。在这里，由两种感光细胞来记录画面。

有 1.5 亿个视杆细胞用来检测光线的明暗程度，它们在非常昏暗的光线下也能工作；还有 800 万个视锥细胞，它们能识别颜色，在有日照的条件下工作状态最好。

光明或黑暗

在晶状体之间，光线穿过瞳孔，瞳孔是眼睛中央的黑眼圈。瞳孔之所以看上去是黑色的，是因为你的眼睛内部是黑色的。瞳孔周围有颜色的边缘是虹膜。在明亮的光线下，虹膜中的微小肌肉收缩瞳孔，让瞳孔变小；在昏暗的灯光下，虹膜敞开瞳孔，让更多的光线进入。

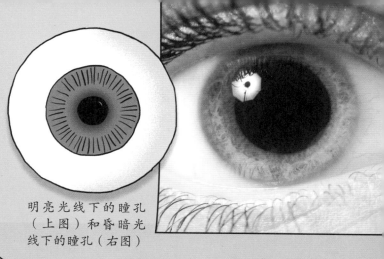

明亮光线下的瞳孔（上图）和昏暗光线下的瞳孔（右图）

发挥视觉功能的大脑

从视网膜开始，信号沿着视神经放大进入大脑；来自双眼的视神经相遇，在视交叉处汇集。在这里，信号分离了：来自每只眼睛的一半信号分离到右侧，另一半分离到左侧，然后来到一个名为外膝核的"分拣办公室"。外膝核分析你看到了什么类型的图片（如移动的、排列整齐的、明亮的和昏暗的图片等）。它把图片的每个层面发送至大脑中合适的位置用于解释。最后，大脑在视觉皮层（相当于电影院的屏幕）以正确的方式看到了图片。

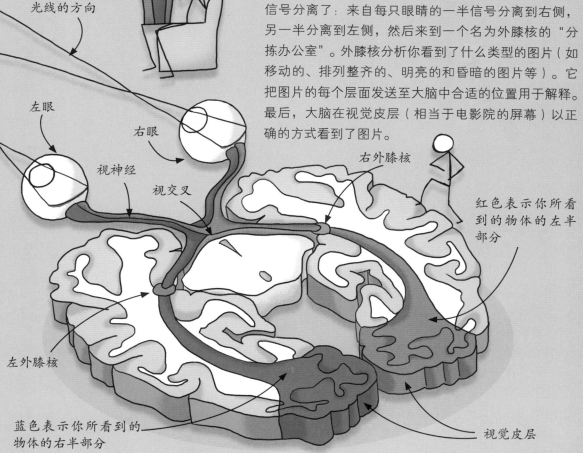

到达你眼睛的光线的方向

左眼

右眼

视神经

视交叉

右外膝核

红色表示你所看到的物体的左半部分

左外膝核

蓝色表示你所看到的物体的右半部分

视觉皮层

听觉与听力

声音只是空气中的振动，而你的耳朵是一台灵巧的装置，它能识别出这些振动。头部两侧能够接受空气振动的结构（称为耳朵）只是声音的入口。耳朵能把声音汇集到大脑深处超级敏感的检测器里。

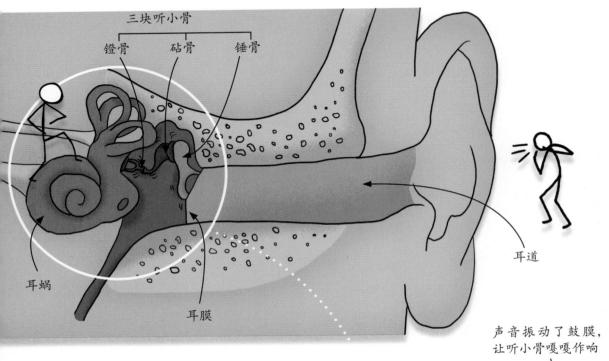

三块听小骨

镫骨　砧骨　锤骨

耳蜗

耳膜

耳道

耳朵的三个部分

耳郭和进入头部漏斗状的耳道是外耳；脑袋里的是中耳，在这里，声音撞击一块紧绷着的皮肤壁（它被称为鼓膜）并迅速摇晃它。随着鼓膜的晃动，它又让三块小的耳骨嘎嘎作响。这些晃动进而会敲击一个卷曲、充满液体的管子的窗口（耳蜗），后者构成了内耳。这些嘎嘎作响的声音会在耳蜗的液体里形成波浪，造成微小的毛发来回晃动，从而向大脑发送出信号。

来自于耳小骨的振动在耳蜗中形成波浪，被特殊的毛发检测到

声音振动了鼓膜，让听小骨嘎嘎作响

耳小骨能让振动变短但更强有力

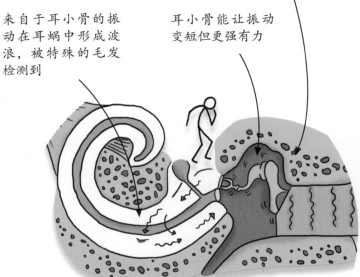

声音太响亮还是太柔了？

有些声音很响，而另一些声音很安静。声音的响亮程度可以用分贝来测量，即声波撞击到耳朵上所产生的力。声音越大，它的分贝数就越高。

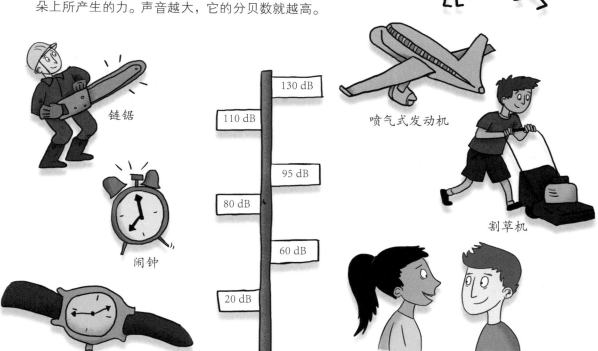

链锯

闹钟

嘀嗒作响的手表

130 dB

110 dB

95 dB

80 dB

60 dB

20 dB

喷气式发动机

割草机

闲聊

两只耳朵

你有两只耳朵是有原因的。它们有助于你准确地找到声音的距离和方向。耳朵的听觉功能是如此的敏感，以至于它们能听出声音到达每只耳朵先后的细微差别。大脑分析这种差异，然后告诉你声音从哪里来。如果你带上立体声耳机，就能骗过大脑，让它认为声音真的来自于不同地方。

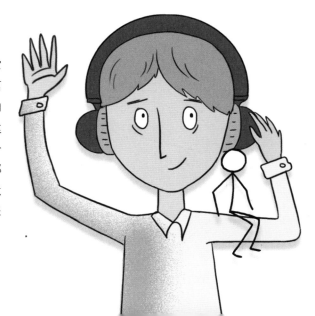

嗅觉和味觉

　　虽然你的鼻子可能并不如狗的鼻子那样灵敏，但它也能识别出3000多种不同化学物质蒸发物的气味，但它只能检测出空气中数十亿种微小颗粒中的数种颗粒的气味。通过与气味的合作，你的味觉功能也相当敏感。

2. 当嗅觉感受器检测到蒸汽分子时，它就会向鼻子的嗅觉接待区（嗅球，脊椎动物前脑结构中参与嗅觉功能的部分，用于感知气味）发送信号

3. 每种感受器都向嗅小球（嗅球的微小结构）这一结构发送自己的信号

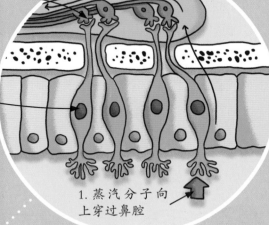

1. 蒸汽分子向上穿过鼻腔

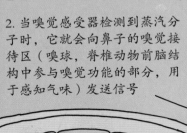

4. 当嗅小球被触动时，就会向大脑发送信号

5. 大脑从它接收到的信号中识别出气味

什么是嗅觉？

　　事物之所以有气味，是因为它们会散发出蒸汽。当仅有的少数几个蒸汽分子向上飘移到鼻子顶端，并到达毛状的嗅上皮这种片状嗅觉感受器之中时，你就会闻到气味。鼻子中有约400种这样的嗅觉感受器，每个嗅觉感受器都在寻找自己最喜欢的气味分子。

嗅球

味觉信号发送到大脑

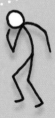

什么是味觉？

　　舌头上的化学感受器被称为味蕾。它位于舌头表面的小坑里，总数有 1 万个。这些隆起物或小乳头状突起能够显示出它们在哪里。味蕾分为五种，每种味蕾都对不同的味道敏感，如咸、甜、酸和苦。鲜味是继酸、甜、苦、咸之后的第五种基本味觉，你从肉菜或酱油中可以品尝出这种味道。人们曾经认为能品尝出不同味道的味蕾位于舌头的不同部位，然而，现在看起来，它们都是均匀分布在舌头上的。

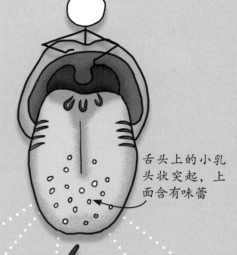

舌头上的小乳头状突起，上面含有味蕾

6. 在每一个味蕾中都有一小簇细胞，它们的末端有细小的毛发

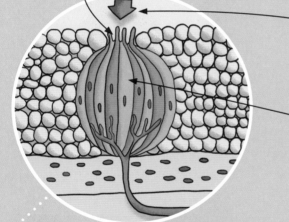

苦　　咸　　甜　　鲜　　酸

7. 唾液中含有的食物味道冲刷这些毛发

8. 如果这种味道适合于味蕾，毛发就会引发其下方的细胞传感器发送信号

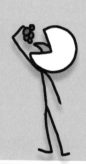

狗的嗅觉

　　如果你曾经闻到过难闻的气味，你要感谢自己没有狗那样敏锐的嗅觉。狗鼻子中的嗅觉感受器数量是人的 50 倍，它大脑中嗅觉区域的面积是人的 40 倍（相对于它的大脑尺寸来说）。这就意味着狗鼻子比人鼻子灵敏 1000 倍！

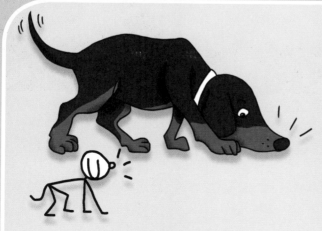

记忆力

如果有人说你健忘，他们可是大错特错了。人类大脑的记忆力是非常惊人的。大脑中有约有 1000 亿个神经元，每个神经元都与数千个其他神经元相连接。当你记得某件事时，大脑就会形成一条新的神经通路，即"记忆痕迹"。只有在这条神经通路因缺乏使用而变得虚弱时，你才会健忘。

记忆力能持续吗？

记忆力储存在大脑中的过程可以分为三步：

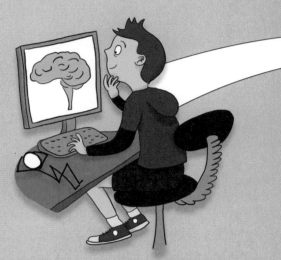

1. 在感觉记忆中，新的数据资料通过感觉器官到达这里，你的感觉器官继续执行着看、听和立即感受的功能。

2. 在短期记忆力中，大脑存储信息的时间只够用于传递，如你在拨电话时想起了号码是多少。

3. 在长期记忆力中，大脑的神经元之间能形成强壮的连接，这样你就能长时间的记住某些事情。

信息进入大脑

大脑以两种方式来存储长期记忆。外显记忆（是指需要有意识的努力才能使信息恢复的记忆）迅速藏在大脑里，你只需要体验它们几次就能记住。然而，内隐记忆（它是指在个体无法意识的情况下，过去经验对当前作业产生的无意识的影响，有时也称自动的无意识记忆）只有你在反复重温它们后才会被存储下来，如学习弹钢琴和踢足球。像这样的记忆会通过在全身形成神经连接而被储存下来，而不仅仅是存储在大脑中。

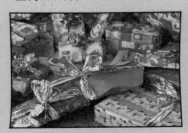

多么重要的时刻！

有些外显记忆如同插曲。它们是戏剧般的情节，如一次难忘的春节。你会记得当时的每一种感受，多年后也能回想起它们。

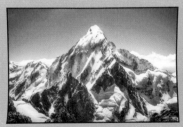

这是事实！

诸如最高的山峰是珠穆朗玛峰这样的事实被称为语义记忆，大脑把它们存储在左侧的颞叶里。

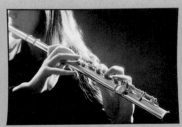

熟能生巧

你教会身体的一些技能和步骤（如弹奏乐器）可以通过日常练习得以巩固，这样，新的神经连接就能逐渐得到增强了。

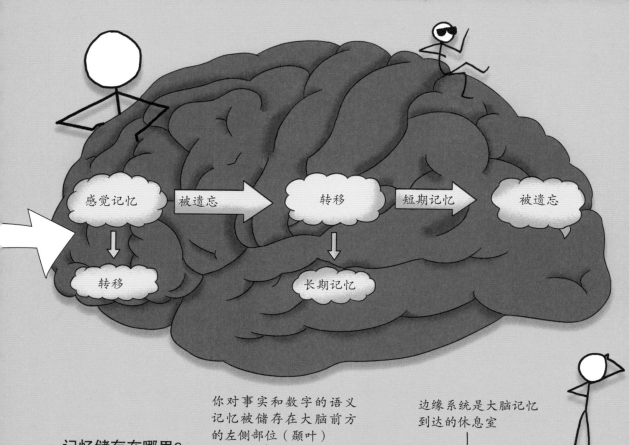

感觉记忆 → 被遗忘 → 转移 → 短期记忆 → 被遗忘

感觉记忆 ↓ 转移

转移 ↓ 长期记忆

你对事实和数字的语义记忆被储存在大脑前方的左侧部位（颞叶）

边缘系统是大脑记忆到达的休息室

记忆储存在哪里？

感觉和体验经过所谓的边缘系统进入大脑，边缘系统位于大脑正中的位置。从这里，它们被派往大脑的各个部位用于存储。

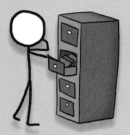

褶皱的皮层存储了所有类型的记忆

海马体确保剧烈的情节被发送到大脑皮层的不同位置，作为长期记忆被储存下来

小脑对程序记忆进行加工处理，即对身体技能进行协调，这些技能可以通过练习得以增强

大脑的历史

很长一段时间以来，科学家对大脑和神经知之甚少。他们甚至不知道是大脑完成了思维功能。然而，从 1780 年起，有关电学的应用和显微镜的使用导致科学家在脑神经科学领域有了突破性的发现。了解有关电学的知识有助于科学家理解神经是如何工作的，而显微镜帮助他们首次看到了实际的神经。

公元前 450 年

古希腊思想家阿尔克迈翁是首位意识到大脑是思维产生之地的学者。在当时，大部分人认为想法产生于心脏。

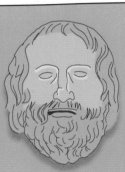

1871 年

意大利一位名为卡米洛·高尔基的年轻解剖学家发现了如何清楚地观察神经细胞，即用硝酸银对其染色。他看到细胞有一条长长的尾巴（即轴突），还看到了细胞细长的枝条（即树突）从蜘蛛网状的细胞体中扩散出来。

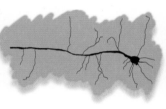

200 BCE	1400	1600

公历 200 年

罗马医生伽林认为肌肉是被大脑低处较为坚韧的部位所控制的，而小脑（大脑顶端较为柔软的部位）控制着感觉。他还没有完全搞错，小脑确实起到了协调肌肉功能的作用。

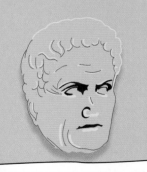

1630 年

法国思想家勒内·笛卡尔认为想法与大脑在大脑中央一个名为松果体的点发生交互作用。

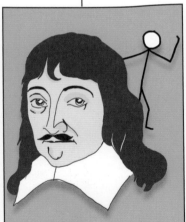

1780 年

意大利科学家路易吉伽伐尼做了一项著名的实验，青蛙的腿被连接到电池上之后，其腿部肌肉抽搐起来。他得出的结论在部分程度上是正确的：神经是通过生物电来工作的。

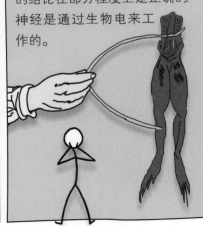

1890 年

西班牙神经科学家雷蒙·卡厚尔发现神经细胞并不直接连接。相反，它们通过突触这一狭窄的通路来传递信号，有点儿像是接力赛。

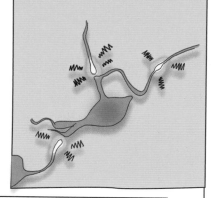

1906 年

英国神经科学家查尔斯·谢林顿通过实验展示：神经系统并不是一个大型的单一线路（如电路），而是大量的独立神经细胞在平衡状态下工作。

20 世纪 40 年代

英国神经生物科学家埃德加·艾德里安和美国神经科学家赫伯特·加瑟和约瑟夫·厄兰格通过实验展示：神经中的生物电不同于普通的电流，它们通过"动作电位"扫过神经，这种生物电是神经内外的电荷差异。

1800   **1900**   **2000**

1950 年

美国心理学家卡尔·斯宾塞·拉什利用动物实验来检测被去除了各个大脑部位的老鼠如何找到逃出迷宫的路线。他得出的结论就是：记忆并不是被储存在大脑的一个部位，而是遍布整个大脑。

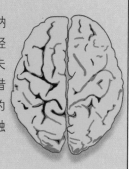

20 世纪 90 年代

瑞典的大脑药物专家阿维德·卡尔松发现，帕金森症患者大脑内一种名为多巴胺的神经递质含量较低；由此他发明了左旋多巴这种药物来治疗帕金森病。

20 世纪 50 年代

德国科学家伯纳德·卡茨和匈牙利神经生理学家斯蒂芬·库夫勒发现，神经信号是借助一种名为神经递质的特殊化学物质经由突触传递给下一个神经。

2001 年

美国的神经科学家埃尔克诺恩·哥德伯格意识到，大脑活动全部是由其指挥中心来协调的，这个部位位于大脑的正前方，它被称为前额叶皮质。

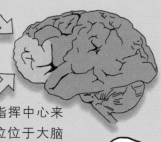

有关大脑更多的事实

婴儿的大脑

在出生之前，胎儿大脑的生长速度非常惊人。有时，胎儿大脑中每分钟会添加 25 万个神经元。然而，当你被生下来之后，神经元就停止了生长；自从那时起，你的大脑就拥有了所有的神经元。

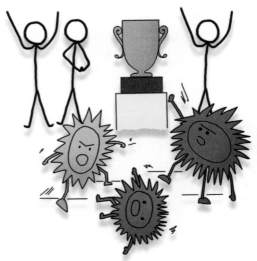

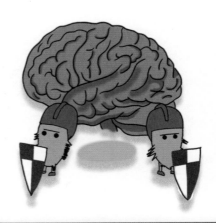

大脑也需要修剪

实际上，随着年龄的增长，你会失去越来越多的神经元，这个过程被称为凋亡。这并不意味着你变得更愚蠢了。它实际上是一个必要的精简过程，因为不需要的神经元会被淘汰。相比之下，神经元之间连接的数量（决定你是否真正聪明的关键）却在不断增加。

不断生长的大脑

即使你在出生后没有获得更多的神经元，大脑仍在继续生长。等你到了 2 岁时，大脑的尺寸仍然只相当于成年人的 80%。这是怎么回事呢？答案就是：胶质细胞（神经元周围的支持细胞）在继续生长。胶质细胞能保护神经元，有助于它们更好地工作。

镜像神经元

几十年前，科学家发现当你做某件事情时，有些神经元并不会被点燃。当其他神经元在做某件事时，这些神经元才会被点燃。它们被称为镜像神经元。当你看到一名橄榄球运动员迂回穿行到门柱时，你会感觉到自己也参与到了这一过程中，这是因为你自己的镜像神经元让你拥有了相同的扭曲和旋转感。

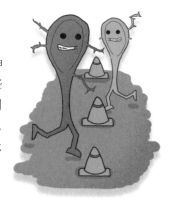

火热的头脑

思考是一项艰苦的工作。在思考的过程中，大脑消耗掉了大量的能量，超过了身体的任何其他部位。大脑本身消耗掉的能量占到了总能量的 20% 以上。大脑运行时的功率约为 12 瓦，相当于普通电灯泡的五分之一。

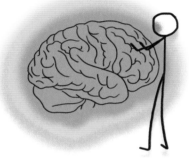

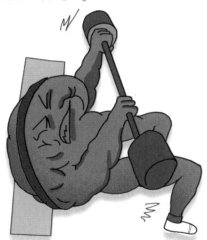

像爱因斯坦那样的大脑

女孩的大脑比男孩的大脑略小，但这并不会让她们的聪明程度逊色于男孩。伟大的科学家阿尔伯特·爱因斯坦的大脑就小于普通人，然而他被认为是有史以来最聪明的人。

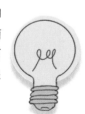

被浪费的空间

有些人说你在任何一段时间只用到了大脑容量的 10%。好莱坞最近拍摄的一部电影就是基于这样的理念：如果你学会用到所有的大脑容量，就会具有超强的能量。然而，这只是一个认识误区。即使你在睡眠期间，所有的大脑功能也都处于活跃状态。

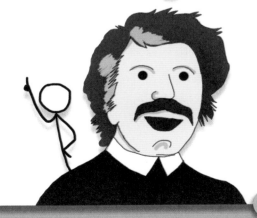

图书在版编目（CIP）数据

活力满满的心脏与大脑 / 智慧鸟编绘 . -- 长春：
北方妇女儿童出版社，2020.9
（儿童身体认知奥秘漫画书）
ISBN 978-7-5585-4512-2

Ⅰ . ①活… Ⅱ . ①智… Ⅲ . ①人体—儿童读物 Ⅳ .
① R32-49

中国版本图书馆 CIP 数据核字（2020）第 122530 号

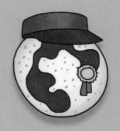

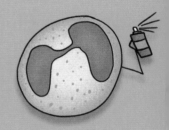

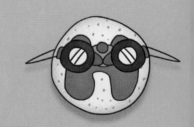

活力满满的心脏与大脑

HUOLI MANMAN DE XINZANG YU DANAO

出 版 人	师晓晖
责任编辑	曲长军
开　　本	720mm×1000mm　1/16
印　　张	3.75
字　　数	80 千字
版　　次	2020 年 9 月第 1 版
印　　次	2021 年 11 月第 2 次印刷
印　　刷	长春市彩聚印务有限责任公司
出　　版	北方妇女儿童出版社
发　　行	北方妇女儿童出版社
地　　址	长春市龙腾国际出版大厦
电　　话	总编办：0431-81629600
	发行科：0431-81629633
定　　价	18.80 元